DES

INDICATIONS ET DES CONTRE-INDICATIONS

DE

L'HYDROTHÉRAPIE.

PAR

LE DOCTEUR LUBANSKI,

Directeur de l'Établissement hydrothérapique du château de Longchêne, près
Lyon, et de celui de Nice (États sardes), lauréat de l'Académie impériale de
médecine de Paris, membre de la Société hydrologique de Paris, et des
Sociétés de médecine de Paris, Montpellier, Lyon, Dijon, Nancy, Anvers, etc.

Publications de l'**Union Médicale**, Mai 1856.

PARIS

LIBRAIRIE DE GERMER-BAILLIÈRE,

17, rue de l'École-de-Médecine.

—

1856.

DES INDICATIONS ET DES CONTRE-INDICATIONS

DE

L'HYDROTHÉRAPIE.

« Il faut généraliser le plus possible les maladies, et
» individualiser le plus possible les malades. »
(XIXe Aphorisme de HUFELAND.)

A voir ce que l'on écrit et à entendre ce qui se dit journellement sur l'opportunité et le mode d'application du traitement hydrothérapique, on demeure convaincu que ce traitement est loin d'être suffisamment connu des praticiens. La méthode hydrothérapique a été acceptée, on en reconnaît l'utilité, mais le degré de cette utilité est encore le sujet d'une controverse qui n'est pas sur le point de s'éteindre, parce qu'il y a beaucoup d'exagération dans les opinions opposées qui l'entretiennent.

Ce débat prend sa source dans une appréciation vicieuse du caractère général de l'hydrothérapie, qui, pour quelques médecins hydrothérapistes eux-mêmes, n'est qu'une méthode de perturbation ou tout au plus de révulsion périphérique. Il prend sa source aussi dans la manière d'étudier cette mé-

dication, et dans la préoccupation trop générale encore, due au système de la localisation des états morbides. Cela fait que les médecins, qui, de près ou de loin, examinent la valeur de l'hydrothérapie, cherchent à résoudre des questions mal posées et partant insolubles ; savoir : *Quelles sont les maladies dans lesquelles l'hydrothérapie peut réussir ? Quelles sont celles dans lesquelles elle est inutile ou nuisible? Quels sont les agens hydrothérapiques appliquables contre une maladie donnée*, etc. Cette manière de procéder est éminemment contraire au bon sens pathologique quand il s'agit de maladies chroniques, elle est particulièrement en désaccord avec les vrais principes de l'hydriatrie ; car celle-ci ne peut, en aucune façon, se diviser ni s'adresser à un organe en particulier. Son action, d'abord et avant tout, est une action générale, et si ce n'est pas dans l'état général des malades qu'on cherche l'opportunité de ses applications, on peut être certain que la question des indications et des contre-indications attendra longtemps sa solution. Il ne pourra pas en être autrement, en effet, parce que les faits affirmatifs et les faits négatifs se présentant sans cesse dans le même cadre des maladies, la clinique tombera forcément dans un dédale de contradictions dont aucun calcul statistique ne saura la faire sortir.

Pour éviter cet écueil, en hydrothérapie plus que partout ailleurs, il ne faut point individualiser les maladies, mais les malades, ainsi que l'a conseillé Hufeland, ainsi que l'ont recommandé tous les hommes qui ont véritablement compris la pathologie des maladies chroniques. Pour comprendre à sa juste valeur l'utilité de l'hydrothérapie, il faut étudier les traits généraux de cette méthode, les modifications qu'elle produit dans l'ensemble de l'économie, les transformations qu'elle opère dans l'organisme entier, les mouvemens qu'elle imprime à toutes les fonctions, et l'influence qu'elle exerce sur tous les actes de la vitalité. Il ne s'en suit pas cependant, que l'affection spéciale de chaque malade doive être absolument négligée et oubliée; que, dans l'application du traitement hydrothérapique, il ne faille en tenir compte d'aucune façon. Non. Mais il faut se garder d'en faire une question principale, et surtout il faut éviter d'en faire une condition de l'opportunité de ce traitement.

Je crois avoir inauguré, pour ce qui me concerne, le mode des recherches qui, seules, conviennent à l'hydrothérapie, dans ma publication de 1845, en l'étudiant spécialement au point de vue de son influence sur le sang. J'ai poursuivi le même genre d'investigations dans les *Études pratiques*, par mes expériences sur la sueur. Je n'ai point abandonné cette voie depuis; l'*Examen physiologique de l'hydrothérapie*, et l'*Hydrothérapie comme méthode révulsive*, qui ont paru en 1851 et 1853, en fournissent le témoignage. Aujourd'hui, comme au début de ma carrière, après douze années de travail et d'observation assidue, je conserve la conviction que l'hydrothérapie ne pourra être comprise que par l'étude de son influence générale sur l'organisme, et que ses indications et ses contre-indications ne pourront être établies, qu'en ayant égard bien plus aux conditions individuelles des malades qu'aux conditions propres aux divers états morbides.

C'est en partant de ce point de vue, que je viens essayer aujourd'hui de résoudre la question des indications, et j'y arriverai, je l'espère, en prenant pour base une juste appréciation du rôle physiologique de la méthode qui m'occupe.

Quelle que soit la combinaison des divers moyens de l'hydriatrie, quel que soit leur mode d'application, les effets directs qu'ils produisent sont constamment les mêmes. Leur intensité peut varier, leur nature ne change point. Ces effets se traduisent par la perte plus ou moins considérable du calorique, et sa reproduction aux dépens de l'organisme; par l'appel des liquides du centre à la périphérie; et enfin par l'accroissement dans l'énergie des fonctions de la peau, depuis la simple excitation jusqu'à la transpiration la plus abondante.

Ces phénomènes n'existent pas isolément d'une manière absolue; mais on peut, en variant le mode d'application des agens hydrothérapiques, donner la prééminence à l'un d'eux, et produire ainsi des modifications générales qui permettent de diviser l'hydrothérapie en méthodes reconstitutive, révulsive et dépurative. Je ne parle point des effets réfrigérans que l'application permanente du froid peut produire; leur rôle est très important, à la vérité, dans le traitement des maladies aiguës, mais on ne recherche ces effets qu'accidentellement dans les affections chroniques, et ce sont les seules dont j'ai à m'occuper en ce moment.

La dépense du calorique, l'afflux des liquides du centre à la périphérie, et l'excitation des fonctions de la peau, forment donc un véritable trépied hydrothérapique, d'où découlent toutes les modifications physiologiques que cette méthode est susceptible de produire, et sur lequel reposent toutes les indications thérapeutiques auxquelles elle peut répondre.

Il serait superflu, dans l'état actuel des théories physiologiques généralement acceptées touchant la calorification, de reprendre ici *ab ovo*, tout ce qui se rapporte au mécanisme de cet important acte de la vitalité. Tout le monde admet que la chaleur animale est le résultat de la combustion de la substance organique par l'oxygène qui, dans l'acte de la respiration, pénètre dans le sang, et avec lui dans la trame de nos tissus. Tout le monde sait que le système nerveux, sous l'empire duquel sont placées la respiration, la circulation et la mutation de la matière organique, condition essentielle de la combustion, en est le modificateur fort important. Personne n'ignore non plus, que c'est l'alimentation qui est chargée de pourvoir à la perte incessante que nous fait éprouver l'action de l'agent comburant, et que, partant, elle est intimement liée aussi avec la calorification ; de même que les excrétions qui maintiennent l'équilibre dans la température produite. Ainsi donc la respiration, la circulation, l'innervation, la nutrition, les sécrétions, tout concourt à la manifestation de ce phénomène, qui est par conséquent l'expression finale de la plupart des fonctions.

Toucher à la calorification c'est donc toucher en quelque sorte au ressort de l'existence et faire retentir le mouvement qu'on lui imprime du côté des fonctions les plus importantes de l'économie. Placer l'organisme dans la nécessité de produire une plus grande dose de chaleur en l'exposant à des pertes réitérées du calorique, c'est d'abord accélérer la consommation de la matière organique, et, par cela même, activer le mouvement de décomposition ; c'est stimuler la respiration et l'oxygénation du sang qui en est la conséquence ; c'est exciter la circulation et la mutation de la matière dans les dernières divisions des capillaires ; c'est éveiller le besoin de réparation ; et, enfin, impressionner indirectement l'innervation. C'est, en un mot, agir à l'aide d'un levier, d'une puissance sans égale, puisqu'il est à même de remuer l'organisation toute entière.

Il n'y a rien d'exagéré dans les paroles qui précèdent ; et certes, quiconque, en observant de près les effets du traitement hydrothérapique, a cherché à s'en rendre compte, acceptera parfaitement la filiation des phénomèues, telle que nous venons de la présenter. En effet, tout le monde a annoncé, comme effets constans de l'hydrothérapie, l'accroissement des forces de la vie et l'éveil d'une énergie inaccoutumée du côté de toutes les fonctions. Tout le monde ne les a pas compris, il est vrai ; et si, pour quelques-uns, c'était le résultat mystérieux d'une action vivifiante de l'eau, *remède universel*, et pour d'autres un *coup de fouet* passager de la perturbation nerveuse; pour nous et pour tous ceux qui, dans l'étude des phénomènes thérapeutiques, prennent la physiologie pour base, c'est la conséquence inévitable dë la soustraction de la chaleur animale, de sa reproduction, et partant, de la régénération organique générale.

La science a calculé, avec une rigoureuse exactitude, ce que chaque degré de chaleur perdue et reproduite fait perdre à l'économie de sa propre substance. En tenant compte de ces calculs, on peut affirmer que, dans le cours d'un traitement hydrothérapique, la consommation de la matière organique est fort considérable, et qu'elle ne serait pas sans inconvéniens si l'économie ne se trouvait pas en état de compenser ses dépenses par une alimentation réparatrice. C'est cet accord, cette proportion différente pour chaque malade, entre les facultés d'assimilation et le mouvement de décomposition, que le médecin hydrothérapiste doit surveiller avec la plus grande attention dans la direction du traitement. C'est dans l'appréciation de cette proportion que gît le talent de l'application, talent que l'expérience seule peut donner, et que les appareils les plus complets et l'eau la plus froide ne sauraient remplacer. Lorsque l'application du traitement est convenable, le double mouvement d'élimination et d'assimilation s'opère sans secousse ni danger, et le renouvellement organique, se produisant dans les liquides d'abord, ne tarde pas à s'étendre du côté de nos tissus, en opérant une véritable régénération de l'individu.

Dire ce qui précède, c'est déjà faire pressentir les innombrables indications que la méthode hydrothérapique reconstitutive peut remplir dans les maladies chroniques. Et quel est le médecin qui, en face de cette régénération organique, n'a pas déjà eu présent à l'esprit ces nombreux états diathésiques qui tiennent à une composition vicieuse de nos liquides ; ce cortége infini des maux de tout genre qui dépendent d'une disproportion entre les divers élémens de l'organisme ; ces affections sans nombre et sans noms qui reconnaissent pour cause la débilité congéniale ou la détérioration acquise, soit par les mauvaises conditions hygiéniques, soit par les maladies antérieures, ou l'abus de certains médicamens. Et comment nommer ici, d'une manière spéciale, les états morbides dont il vient d'être question ? Parler de l'anémie, de la leucémie, de la cachexie strumeuse ou paludéenne, de la chlorose ou de l'infection saturnine ou mercurielle, c'est dire à la fois trop et pas assez. Car l'opportunité, l'indication du traitement ne peut point être basée sur ces affections, dans lesquelles il peut réussir ou échouer, selon l'état général des individus qui en sont atteints.

En effet, pour obtenir la rénovation organique dont nous venons de parler, il faut la présence de certaines conditions, sans lesquelles elle ne peut point s'accomplir. L'accélération imprimée à la production de la chaleur éveille dans l'économie une série d'actes auxquels les organes sont obligés de répondre. Une dose plus grande d'oxygène doit être absorbée, la circulation doit le porter vers les divers points de l'économie, il faut donc que les voies respiratoires et l'appareil de la circulation se trouvent en état de suffire à ce surcroît d'activité. Or, lorsqu'un commencement de lésion anatomique du poumon, du cœur ou de gros vaisseaux, commande pour ces organes le repos, ce serait commettre une grave erreur que de soumettre le malade à un traitement dans lequel ce repos est impossible. Aussi, depuis que l'hydrothérapie existe, les conditions que je viens d'énumérer ont-elles été considérées comme des contre-indications à son emploi. Et, si dans ces derniers temps, les tentatives faites par un de nos confrères dans le traitement hydrothérapique de la phthisie pulmonaire, ont pu présenter un semblant de succès, ce résultat ne nous semble pas suffisant pour réformer à cet égard la règle généralement acceptée.

Toutefois, en fait de contre-indications concernant les affections des voies de l'air, il faut en excepter celles qui dépendent simplement d'une altération des fonctions de la peau ; beaucoup de maladies réputées bronchites chroniques ou catarrhes pulmonaires ne connaissent point d'autres causes; il faut distinguer également celles qui tiennent à une altération de nos liquides et le nombre en est aussi fort considérable. De même, lorsqu'il est question de maladies du centre de la circulation, il ne faut point comprendre dans cette exclusion les troubles fonctionnels dépendant d'un vice d'innervation ou d'un défaut dans la densité du sang. Car toutes ces circonstances, loin de former un obstacle à l'emploi de l'hydrothérapie, se trouvent au contraire fort heureusement modifiées par son usage.

La rénovation organique ne pouvant pas avoir lieu sans que l'alimentation vienne réparer incessamment la déperdition, il va sans dire que toute affection des premières voies, qui formerait un obstacle absolu à une alimentation suffisante, constituerait par cela même une contre-indication à l'emploi de l'hydrothérapie. Mais c'est ici surtout qu'il faut prendre à la lettre le mot d'*obstacle absolu*, car la plupart des troubles de la digestion cèdent promptement sous l'influence du traitement hydriatrique. J'en ai vu beaucoup dont les symptômes offraient toute la gravité d'une affection organique, et dont l'hydrothérapie a complètement triomphé.

Enfin, la première condition de l'influence régénératrice que doit exercer l'application de la méthode reconstitutive de l'hydriatrie, étant la *réaction*, c'est-à-dire, la réparation, la reproduction de la chaleur enlevée, on conçoit que toute circonstance qui, directement ou indirectement, s'opposerait à cette réparation, qui empêcherait la réaction, formerait, par cela même, une contre-indication à l'emploi du traitement. Outre les conditions dont nous venons de parler et qui dépendent de l'état particulier de la respiration, de la circulation et de la digestion, il faut encore noter ici les anervies complètes du mouvement. L'exercice musculaire est un auxiliaire fort important de la réaction, et, lorsqu'il est impossible, celle-ci est infiniment plus difficile à obtenir. Mais j'entends par l'exercice, non seulement la locomotion, mais tout mouvement où la contractilité musculaire est mise en jeu. Aussi, ai-je parlé tout à l'heure des anervies complètes. La contre-indication n'existe plus lorsqu'il s'agit de paraplégies incomplètes qu'on observe si souvent dans les congestions chroniques de la moelle épinière dans quelques cas d'anémie, dans les affections hystériques et quelquefois dans les maladies des organes génito-urinaires. Ici le mouvement est difficile mais possible, la contractilité musculaire n'est pas entièrement perdue; les frictions et le massage viennent, d'ailleurs, y suppléer et aider à la réaction. Quoi qu'il en soit, outre toutes les circonstances qui précèdent, il est des cas où la calorification s'accomplit avec une difficulté extrême. Nous avons vu des malades chez les-

quels, malgré l'intégrité de tous les organes, le calorique
soustrait se reproduisait avec beaucoup de peine, ou, s'il se
reproduisait, c'était par des efforts tellement violens et avec
un trouble général si manifeste, qu'évidemment l'application
du traitement hydrothérapique offrait chez eux plus d'inconvéniens que d'avantages.

Les cas de ce genre forment, à la vérité, une très rare excep-
tion, surtout dans un traitement convenablement dirigé et
lorsque l'énergie des moyens est rigoureusement proportionnée
à la force individuelle de chaque malade, lorsque la progression
est suivie pour ce qui concerne le choix et la durée des applications, ainsi qu'à l'égard de la température de l'eau employée.
Toutefois, je le répète, ces dispositions réfractaires existent.
A quoi tiennent-elles ? Je l'ignore. Mais je puis affirmer que,
loin de tenir à un état de force ou de faiblesse générale, elles
semblent plutôt être l'apanage de certains tempéramens nerveux excessivement prononcés. Évidemment le système nerveux, et peut-être un état spécial de l'électricité organique, y
jouent un grand rôle. Mais, s'en prendre à ce genre de causes,
c'est reculer la difficulté sans la résoudre.

Nous nous arrêtons là dans cette esquisse générale des indications et contre-indications de l'hydrothérapie, en tant que
méthode reconstitutive. Il nous reste à examiner la même
question sous deux points de vue encore : au point de vue de
la révulsion et à celui de la dépuration que cette méthode est
susceptible de produire. En parlant des effets directs que les
divers moyens hydriatriques produisent, nous avons indiqué
comme résultat constant et indispensable de la réaction, l'afflux des liquides vers la périphérie. La turgescence et la colo-
ration de la peau en donnent la preuve, et la répétition fréquente
de ces phénomènes opère, du côté de la peau, un état de

fluxion permanent qui constitue une puissante diversion, une révulsion périphérique des plus remarquables. L'influence curative de cette diversion est journellement constatée dans ce vaste groupe d'états morbides dans lesquels les congestions d'organes profonds forment l'élément principal ou accessoire de la maladie.

Lorsqu'on étudie avec quelque suite les affections chroniques, on acquiert la conviction que la congestion complique la plupart du temps la situation des malades. Les preuves anatomiques confirment à chaque autopsie la vérité de cette assertion. L'injection sanguine des divers organes, dont les fonctions ont été troublées pendant la vie, est presque constamment notée. Souvent cet état congestif constitue la seule modification que l'examen cadavérique permet de découvrir. Et qu'y a-t-il d'étonnant qu'il en soit ainsi, lorsqu'on sait que tant de causes diverses peuvent la faire naître et entretenir. La composition anormale de nos liquides, l'état de la circulation et de la mutation organique, les divers troubles de l'innervation dénaturant l'activité des nerfs moteurs des vaisseaux capillaires, et accélérant ainsi ou ralentissant la progression des liquides dans ces vaisseaux, les obstacles mécaniques venant du dehors ou dépendant de l'état particulier de différens organes; tout peut contribuer à produire la congestion qui, selon l'importance du siége qu'elle occupe, peut se traduire par des symptômes fort variés. Du côté du cerveau et de la moelle épinière, elle peut simuler des affections organiques les plus sérieuses; au cœur, au poumon, dans les viscères du bas-ventre, elle peut donner lieu à des phénomènes de la plus grande gravité, et dont le diagnostic est parfois fort difficile. La révulsion est alors la base de toute méthode curative, et celle produite par l'hydrothérapie est une des plus salutaires dont la thérapeutique puisse disposer. Cette révulsion, en effet, s'opère du côté de la peau, point d'élection pour toutes les révulsions de longue durée, selon les principes établis; élection légitimée par la situation extérieure de cette membrane, par la grande quantité de sang qu'elle peut recevoir, par l'impunité avec laquelle on peut l'y appeler et maintenir, et enfin par l'antagonisme naturel qui existe entre la périphérie et le centre. Toute la question serait donc de savoir si l'appel des liquides vers la surface, fait par les agens hydriatriques, est suffisant, si la révulsion ainsi produite offre plus ou moins d'avantages que celle qui peut se faire par d'autres agens révulsifs. Nous sommes autorisés à l'affirmer, en face des résultats journaliers de la pratique. D'ailleurs, le grand avantage de l'hydrothérapie, c'est que les mêmes moyens qui effectuent la révulsion agissent comme dépuratifs en excitant l'exhalation cutanée, et comme reconstitutifs par la soustraction du calorique. Il en résulte des effets préventifs et curatifs à la fois qui assurent le rétablissement des malades. Nous avons étudié cette question avec les détails qu'elle comporte dans notre mémoire *sur la méthode révulsive*, nous ne pouvons qu'y renvoyer nos lecteurs. Le seul point de vue sous lequel nous ayons à l'envisager ici, est celui des indications et des contre-indications qu'elle présente. Les premières ressortent déjà de ce qui précède; quant aux secondes, elles sont fort rares. Quelques affections de la peau, que tout contact d'eau froide exaspère, sont à peu près les seules qui forment un obstacle à l'application du traitement dans le but de la révulsion. De plus, il est des organisations particulières, organisations dans lesquelles les capillaires des tégumens paraissent si peu développés, qu'aucun moyen hydrothérapique ne peut les congestionner suffisamment. Il va sans dire que, dans ces cas

exceptionnels, les révulsifs ordinaires doivent avoir la préfé-
rence. Souvent j'ai eu à me louer de les avoir associés à l'hydrothérapie.

Un des effets de l'hydrothérapie, avons-nous dit, effet non
moins puissant que ceux qui viennent de nous occuper, est
son action sur la peau. Il ne s'agit plus ici de la simple congestion de cette membrane, mais bien de l'influence que la
fluxion périphérique doit inévitablement exercer sur l'exhalation cutanée, et de l'abondante transpiration que certains
agens de l'hydriatrie peuvent produire.

Nous croyons émettre une opinion à l'abri de toute contes-
tation en disant que, depuis que l'hydrothérapie est connue,
l'attention des médecins s'est portée, plus que cela n'a eu lieu
autrefois, vers le rôle que joue la peau au point de vue de la
pathologie et de la thérapeutique. On a reconnu à combien de
désordres peut conduire la suppression des fonctions de cette
membrane et à combien d'états morbides peut remédier le retour
à l'état normal de cette fonction. Aussi, dans l'opinion générale des praticiens, c'est à son action sur la peau que l'hydrothérapie est surtout redevable des résultats qu'elle produit.
Sans nous associer d'une façon absolue à cette manière de
voir, nous convenons qu'une grande partie des succès hydrothérapiques est réellement due à l'énergie qu'elle imprime aux
fonctions des tégumens. Il est difficile de penser autrement
lorsqu'on étudie attentivement l'influence du traitement hydriatrique. Par quelle étrange circonstance alors, quelques-uns de
nos confrères en hydrothérapie rejettent-ils d'une façon à peu
près générale l'emploi du maillot, et par quelle bizarre confu-
sion le remplacent-ils si souvent par l'usage des étuves, dont
l'action est tout à fait différente ?

Quiconque a observé et comparé les résultats de ces deux

moyens sudorifiques ne peut point rester dans le doute à cet égard. Le choix même entre les deux moyens, quelque semblables que puissent paraître leurs résultats définitifs, ne peut pas être indifférent, lorsqu'un d'eux produit un trouble marqué dans les différentes fonctions, tandis que l'autre laisse ces fonctions dans le repos le plus complet. Dans la transpiration produite par l'élévation de la température du corps, soit à l'aide d'une lampe à esprit de vin, soit à l'aide d'un courant d'air chaud, la circulation est tellement troublée, et l'afflux des liquides vers les parties supérieures est tellement manifeste, que ceux même qui préconisent ce procédé de sudation signalent la syncope parmi les épisodes très fréquens de l'usage de ce moyen. Rien de pareil n'arrive quand on emploie le maillot hydrothérapique, dont le seul inconvénient, la durée, se réduit en définitive à une dépense de temps et de patience de la part du malade et du médecin. Mais à part cela, la transpiration provoquée par l'étuve et celle obtenue par le maillot sont-elles les mêmes? Les partisans de l'étuve n'ont pas cherché à le constater. Or, nous croyons que de même que dans l'emploi de différens purgatifs, le produit de l'élimination diffère quant à sa nature, de même que quelques diurétiques ne produisent qu'une plus abondante excrétion d'eau sans augmenter la quantité de matières solides contenues dans l'urine; de même les divers moyens de faire transpirer ont, sous ce point de vue, des résultats différens. Edwards, cité par Muller dans son *Traité de physiologie*, établit parfaitement cette distinction.

Il résulte de ses expériences qu'il y a une grande différence entre ce qui dépend de l'action vitale de la peau, et ce qui tient simplement à l'évaporation physique. Le produit de celle-ci, dit-il, est de l'eau presque pure, tandis que la transpiration organique entraîne des matières animales. Et n'est-ce pas une simple évaporation physique que cette diaphorèse instantanée qui s'établit dans un milieu sec et chaud? La peau exhale-t-elle alors les gaz qui doivent s'en échapper, élimine-t-elle la dose suffisante des sels et des matières animales? Approchez-en seulement un papier à réactif et vous vous convaincrez déjà du contraire ; et vous conclurez que la sudation à la lampe, moyen très commode sans contredit, doit être réservée comme une ressource exceptionnelle, comme un pis aller, lorsqu'il s'agit d'obtenir des effets dépuratifs par la sueur.

Vouloir énumérer toutes les indications dans lesquelles l'emploi de l'hydrothérapie, en tant que méthode sudorifique, doit trouver son application, c'est toucher à la pathologie de presque toutes les affections chroniques. Sans parler ici de la peau comme organe d'hématose, ni comme régulateur de la calorification destinée à maintenir l'équilibre dans la production du calorique vital, envisageons-la en sa qualité d'un des principaux émonctoires de l'économie, et voyons quel peut être, à ce seul point de vue, son rôle dans la pathologie et la thérapeutique.

Et d'abord, la peau est-elle destinée à éliminer des principes spéciaux? Nous ne le croyons point. Tous les élémens d'excrétion ont été trouvés dans les différens produits excrémentitiels. Toutes les excrétions s'entr'aident donc et se suppléent au besoin. Il en résulte que si l'une d'elles diminue ou s'arrête, les organes chargés de l'accomplissement des autres reçoivent un surcroît d'activité, et ce fait devient frappant dans les suppressions brusques de la transpiration, cause si fréquente des maladies des voies de l'air, des organes génito-urinaires et du tube digestif. Ce surcroît d'activité, se faisant lentement, progressivement, devient également cause de modifications pathologiques du côté des appareils excréteurs que nous venons de nommer. Que d'affections des organes de la respiration, que de maladies des organes de la digestion, des reins et de la vessie, qui naissent par suite du ralentissement des fonctions de la peau, et combien de ces affections ne cèdent-elles à l'emploi de l'hydrothérapie et sous l'influence du retour de ces fonctions à leur état normal.

Mais outre cette question de désordres locaux, il en existe une plus grave, celle qui se rattache au trouble général de l'économie, par suite du défaut d'élimination des principes, dont la présence dans l'économie ne doit pas se prolonger. Les excrétions supplémentaires ne suffisent pas à maintenir l'intégrité du mouvement d'élimination, quand l'action d'un émonctoire aussi important que celui de la peau se supprime pendant longtemps. Une partie des principes destinés à être expulsés reste dans l'économie, il en résulte une altération des liquides qui, par une stimulation anormale sur le système nerveux, donnent lieu à des désordres d'innervation, qui dénaturent par leur composition viciée le renouvellement moléculaire de nos tissus et y produisent les affections les plus variées. Entre autres buts de l'exhalation cutanée, elle débarrasse l'économie de l'excès des acides; sa réaction éminemment acide en est la preuve évidente. Or, si les acides ne sont pas suffisamment éliminés, le sang n'a plus l'alcalinité suffisante pour opérer les réactions indispensables à l'assimilation des produits de la digestion. Des combinaisons pathologiques se forment et se traduisent au dehors, selon les dispositions individuelles et les conditions d'existence particulières à chaque malade, ici par l'excès d'acide urique dans les urines, là par le dépôt de matières calcaires aux articulations, ailleurs par l'élimination du sucre, de l'albumine, de l'albuminose, avec tout le cortége des phénomènes qui, en pathologie, s'expriment par les noms d'affections rhumatismales, goutteuses, calculeuses, glucosuriques, albuminuriques, etc. Nommer ces affections, parler de l'influence du sang sur l'innervation, indiquer le rôle que jouent les fonctions de la peau au point de vue pathogénique qui nous occupe, et annoncer l'influence qu'exerce l'hydrothérapie sur le rétablissement de ces fonctions, c'est établir déjà des indications dont l'énumération serait impossible tant leur nombre est considérable.

Et qu'on n'oublie point, en lisant les lignes qui précèdent, que notre théorie est faite *à posteriori*, que les résultats pratiques que l'hydrothérapie obtient depuis plus de vingt ans lui donnent une autorité incontestable, et qu'elle n'est, en effet, qu'une synthèse physiologique de faits cliniques suffisamment nombreux.

En parlant de faits cliniques, nous ne devons pas oublier une question pratique très importante, qui trouve ici une place toute naturelle, c'est que, dans certains cas du genre de ceux qui viennent de nous occuper, nous avons appelé à notre aide l'emploi des médicamens. En nous appuyant sur le rôle thérapeutique de la transpiration, nous nous sommes servi parfois des alcalins pour influer directement sur la composition des liquides pendant que l'hydrothérapie et le régime tendaient à les ramener hygiéniquement à leur état normal. Les eaux alcalines naturelles nous ont rendu ainsi de très grands services. Et nous nous sommes convaincu que leur adjonction au traitement hydrothérapique a le grand mérite d'en abréger la durée. C'est dès le début du traitement qu'il faut recourir aux alcalins, sous quelque forme qu'on les emploie ; c'est dès le début aussi, dès que la peau est suffisamment préparée, qu'il faut chercher à provoquer d'abondantes transpirations, dont on doit avoir soin de surveiller attentivement la nature, car, dès que leur réaction acide cesse, elles sont sans profit pour l'économie, deviennent plus difficiles à obtenir, et sont suivies de fatigue et de malaise. C'est le moment de s'arrêter pour insister sur la méthode reconstitutive, sauf à y revenir après un temps de repos, si l'état général des malades le réclame.

Nous ne pouvons pas abandonner ce sujet sans dire un mot de l'emploi combiné de l'hydrothérapie et des médicamens. L'hydrothérapie crée, nous dit-on, une tolérance toute spéciale dans les organisations réfractaires à l'usage des agens médicamenteux. Il y a dans cette assertion de la vérité et de l'exagération. L'exagération vient de ce que la plupart des agens pharmaceutiques n'ont rien à faire avec l'hydrothérapie; que leur emploi n'a pas été du tout ou au moins pas suffisamment essayé. Nous doutons fort, par exemple, qu'on arrive jamais à combiner utilement le traitement hydriatrique avec l'emploi de sels mercuriels. Et nous pouvons affirmer pour le moins, que ceci est une question d'avenir, et qu'on a tort de l'annoncer comme une question résolue. Si on veut être dans le vrai, on doit restreindre le nombre de médicamens qui peuvent et doivent être alliés à l'hydrothérapie. Nous avons déjà parlé des alcalins, nous y joindrons, à d'autres titres, les préparations iodées et ferrugineuses.

Il ne nous appartient pas, dans cet écrit, d'aborder la question de l'opportunité de cette alliance avec tous les détails que comporterait l'importance du sujet. Il nous suffira de dire que, si ces préparations pharmaceutiques sont en général parfaitement supportées, même par les malades qui, auparavant, ne pouvaient pas en faire usage, la raison de cette tolérance gît sans doute dans les modifications que l'hydrothérapie a pu déjà produire dans l'organisme, et que, par conséquent, l'emploi des médicamens doit être précédé par quelques semaines de traitement. L'iode et le fer, quelle que soit leur préparation, n'agissent que s'ils sont absorbés, et ils ne sont absorbés qu'en formant chimiquement des combinaisons spéciales sous l'influence des humeurs intra-viscérales. La composition de ces humeurs étant souvent altérée chez les malades, il se produit dans l'estomac et les intestins de fausses réactions à l'égard de médicamens qui sont ingérés ; il se forme des sels insolubles, qui ne peuvent pas pénétrer par endosmose dans la circulation, et qui, par leur séjour dans le tube digestif, exercent une action topique irritante. L'hydrothérapie, en modifiant la composition de nos liquides, rend au suc gastrique, aux sucs intestinaux et au sang lui-même une composition plus normale, facilite l'absorption des médicamens et augmente, par conséquent, leur tolérance et leurs effets. Mais, encore une fois, pour qu'il en soit ainsi, il faut différer l'usage des médicamens jusqu'à ce que l'hydrothérapie ait produit les modifications humorales que nous venons de signaler.

C'est pour n'avoir pas compris ce précepte que quelques-uns de nos confrères débutent d'emblée par le traitement combiné, que quelques autres cherchent à préparer leurs malades à l'hydrothérapie par une médication pharmaceutique préalable dans le but d'abréger pour eux la durée du traitement. En agissant ainsi, on manque, le plus souvent, le but qu'on se propose d'atteindre. Nous concevons, à la rigueur, la préparation à l'hydrothérapie à l'aide de quelques purgatifs qui déblayent les premières voies et préviennent la diarrhée, résultat assez fréquent d'un début du traitement ; nous la concevons encore par l'usage des moyens qui agissent directement sur la peau, tels que les frictions, les bains simples ou minéraux, certaines eaux thermales qui impressionnent vivement les tégumens. Mais l'emploi d'autres agens, qu'il nous est souvent arrivé d'avoir vu mettre en œuvre, peut bien avoir des intentions très louables, mais a pour le moins l'inconvénient de faire perdre leur temps aux malades.

Nous venons de toucher tout à l'heure à la question des eaux minérales et de dire un mot de leur alliance avec l'hydrothérapie. Cette question me paraît devoir préoccuper sérieusement les hydrologistes, et, pour notre compte, nous entrevoyons un grand avenir thérapeutique pour les affections chroniques dans cette réunion. Nous la concevons de deux manières; sur place, ce qui a déjà été réalisé dans quelques eaux minérales d'Allemagne, comme à Kissingen par exemple; ou par l'alternance de deux moyens, à intervalles rapprochés, et leur emploi dans les localités spéciales, ce que plusieurs de nos malades ont essayé avec succès. C'est avec les eaux alcalines et ferrugineuses froides que l'alliance simultanée nous paraît la plus convenable, tandis que l'alternance doit être réservée pour les eaux thermales.

Pour ne point quitter ce qui concerne l'usage des médicamens, disons, enfin, que leur absorption par la peau, à l'aide du maillot dans le drap mouillé, a paru, à un de nos confrères, offrir à l'hydrothérapie un avenir riche en bons résultats. Nous serions flattés de voir fructifier cette idée, que nous avons les premiers mis en avant il y a neuf ans, et que Mathias Mayor, de Lausanne, a fait connaître depuis, dans une publication populaire, le *Bain sans baignoire*. Mais les essais que nous avons faits dans cette voie nous font craindre que ce moyen ne donne beaucoup moins qu'il promet.

Il résulte d'ailleurs des recherches expérimentales de

M. Frédéric Duriau, que si la peau absorbe l'eau jusqu'à la température de 32 à 33° centigrades, elle n'absorbe aucun médicament. Les expériences faites avec l'iodure de potassium, le carbonate de potasse, le cyano-ferrure de potassium, le sel marin, le nitrate de potasse, la belladone, la digitale, ont constamment fourni des résultats négatifs.

Pour compléter ce qui concerne les indications hydrothérapiques, ajoutons que les résultats de cette méthode nous engagent à la conseiller dans quelques affections réputées incurables. Cette proposition, qui peut paraître paradoxale, cesse cependant de l'être si on l'explique. Nous voulons parler de quelques affections organiques dont il n'est pas permis d'espérer la guérison, mais dans lesquelles l'hydrothérapie, en relevant les forces de la vitalité, peut prolonger de beaucoup l'existence des malades. Nous devons y ajouter certaines maladies susceptibles d'être opérées, telles que les cancers, par exemple. Le traitement dépuratif de l'hydrothérapie, régulièrement suivi avant et après l'opération, a donné, dans des cas de cette nature, des résultats très satisfaisans à nos habiles opérateurs de Lyon.

Je termine sans avoir épuisé l'importante question d'indications que j'ai prise pour sujet de ce travail. Je ne m'en dissimule pas l'imperfection, mais j'ose espérer cependant qu'il pourra être de quelque utilité à mes confrères, en leur démontrant que, dans l'étude de l'hydriatrie, ainsi que dans le diagnostic fait en vue de son application, il faut se préoccuper surtout et avant tout de la constitution des malades, et des modifications que cette méthode thérapeutique produit dans l'ensemble de l'organisme.

Paris. — Typographie FÉLIX MALTESTE et Cie, rue des Deux-Portes-St-Sauveur, 22.